I0485517

Comment Travailler
Sans Fatigue

Auteur: Professeur Robert Tocquet

Titre: Comment Travailler Sans Fatigue

Couverture: Joël Corand & Jeune Femme Docteur

© Leah-Anne Thompson - Fotolia.com

Editeur: Joël Corrand

*Edition: ANDCORR July 2015 - © Joël Corrand –
Vichy*

Copyright all rights reserved by all countries

Sommaire

Chapitre I
Améliorez votre énergie psychique et votre mémoire grâce à la respiration profonde et à l'ionisation de l'air

La respiration est l'une des fonctions les plus importantes de l'organisme. S'il est possible de vivre assez longtemps sans manger, il est impossible de vivre quelques minutes sans respirer.

C'est là une notion très banale, mais il faut en outre remarquer que la respiration nous permet d'accéder à la vie intime de nos tissus car elle est, dans une large mesure, soumise à notre volonté.

L'homme peut ainsi, grâce à elle, maîtriser quelques-uns de ses échanges biologiques, agir sur les processus énergétiques qui naissent, agissent et réagissent en lui.

En ce qui concerne le cerveau et le système nerveux en général, il convient de souligner que les cellules nerveuses (les neurones) et les nerfs sont plus sensibles que les autres cellules à la privation d'oxygène.

Un nerf de grenouille, maintenu en survie dans un liquide approprié, perd son excitabilité au bout de 3 à 5 heures si le liquide est privé d'oxygène. Il la récupère en quelques minutes sous l'influence de l'aération.

Les nerfs des mammifères résistent beaucoup moins longtemps à l'asphyxie (quelques minutes seulement) et il est difficile de les conserver vivants.

Chez l'homme, au terme de 3 fatidiques minutes, les cellules nerveuses meurent si elles ne sont plus baignées par le flux sanguin. Toute absence d'irrigation est irréversible.

Les éléments nerveux ne seront pas remplacés car l'une des caractéristiques du neurone est qu'il ne se divise jamais.

Et cela constitue, si l'on peut dire, le drame du neurone, et, par voie de conséquence, celui du cerveau.

La circulation sanguine, qui apporte l'oxygène dans les centres nerveux supérieurs, ne peut être interrompue sans amener rapidement des désordres graves.

La compression digitale des carotides provoque très vite chez l'homme la perte de connaissance.

Les arrêts du cœur, qui se produisent au cours de la maladie de Stokes-Adams, sont suivis de syncopes dès qu'ils dépassent 30 secondes.

L'hypotension artérielle, une hémorragie freinent le fonctionnement cérébral. Le ralentissement et à fortiori l'interruption de la circulation dans certaines artères cérébrales (artériosclérose, athérosclérose, hémorragie cérébrale) causent des troubles graves dans la région intéressée.

Si cette zone est étendue, le sujet tombe dans le coma par suppression totale du fonctionnement cérébral.

Si la mort n'est pas instantanée, la circulation, dans les jours qui suivent, se rétablit dans quelques régions, le malade sort du coma, mais avec certains neurones définitivement détruits : il aura un côté du corps paralysé, ne pourra plus parler, etc.

Il suffit, pour déclencher de tels accidents, qu'un petit caillot parti d'un cœur malade ou d'une veine (phlébite) vienne obstruer une artère cérébrale ou que celle-ci soit elle-même malade et se bouche, ce qui arrive dans l'hypertension artérielle et dans l'athérosclérose. Particulièrement grave est l'apoplexie causée par la rupture d'une telle artère malade : le cerveau est inondé de sang, mais d'un sang extravasé, immobile, qui n'a plus d'utilité.

Si l'obstruction ne porte que sur une petite-branche artérielle ou est très fugace, due à un spasme du vaisseau, les troubles sont beaucoup moins graves : perte de connaissance, impossibilité de parler pendant quelques instants, mais ils attirent l'attention sur une affection qui, non traitée, pourrait par la suite causer une atteinte bien plus grave.

Et si nous signalons ces troubles c'est parce que nous les avons nous-mêmes observés chez des élèves âgés d'une vingtaine d'années.

Des phénomènes analogues se produisent lorsque la proportion d'oxygène dans le sang est insuffisante : tel est le cas du coma qui survient en haute altitude si l'on ne respire pas de l'oxygène au moyen d'un masque à un degré moins aigu, des troubles de ce genre apparaissent chez les mineurs qui, privés d'air pur, voient leurs facultés intellectuelles, et particulièrement leur mémoire, diminuer considérablement dans les grandes profondeurs. Tout rentre dans l'ordre lorsqu'ils remontent en surface.

D'autre part, dans les Leçons de psychologie appliquée à l'éducation, Henri Marion écrit : "On perd facilement la faculté de se souvenir et la lucidité d'esprit dans une atmosphère chargée d'anhydride carbonique."

Pour mesurer les échanges respiratoires du tissu nerveux dans les conditions normales, on dose l'oxygène, d'une part, dans le sang carotidien, c'est-à-dire dans le sang qui arrive au cerveau, et, d'autre part, dans le sang jugulaire qui a irrigué l'organe.

Ayant déterminé auparavant le débit du sang dans les artères carotides et dans les veines jugulaires, on peut calculer le volume d'oxygène utilisé par le cerveau en une minute.

Chez le chien et le lapin, à l'état de veille, la consommation d'oxygène ainsi mesurée et rapportée à 100 g de matière cérébrale est de 10

cm^3. Sous l'influence d'un anesthésique tel que le chloroforme elle tombe à 1 cm^3.

En revanche, sous l'action d'une excitation, provoquée par exemple par l'atropine, elle s'élève à 15 cm^3.

Si nous comparons ces chiffres avec ceux qui sont fournis par d'autres tissus, nous constatons que la respiration du tissu nerveux est au moins aussi importante que celle des tissus musculaire et glandulaire qui sont les tissus les plus actifs de l'organisme, et, portant, les plus gros consommateurs d'oxygène.

Chez l'homme, le cerveau consomme le dixième de l'oxygène utilisé par l'organisme entier au repos.

Il résulte de ces constatations que pour assurer le bon fonctionnement du cerveau, et, en particulier, pour faciliter la mémorisation, nous devons apporter à l'organe le maximum d'oxygène.

Des exercices respiratoires appropriés, que nous allons maintenant examiner sous le nom d'"exercices de respiration profonde", en fournissent le moyen.

Exercices de respiration profonde

Normalement, chaque inspiration absorbe et chaque expiration rejette 0,5 litre d'air. Mais, dans l'inspiration forcée, la capacité du thorax augmente au maximum, et, en ce cas, la quantité d'air absorbée en plus atteint environ 1,5 litre.

De même, dans l'expiration forcée, le volume d'air expulsé surpasse de 1,5 litre le volume d'air rejeté dans les conditions habituelles.

On peut donc, grâce à la respiration forcée ou profonde, augmenter dans des proportions notables la ventilation pulmonaire et fournir un excès d'oxygène au sang, et, par conséquent au cerveau.

Les exercices de respiration profonde peuvent être pratiqués à n'importe quel moment de la journée, mais nous vous recommandons de les exécuter systématiquement, matin et soir, sauf en cas de brouillard, durant 3 à 8 minutes.

Nous vous conseillons aussi de faire quelques respirations profondes lorsque, à la suite d'un travail intellectuel prolongé, la mémoire est plus lente, les idées se "brouillent" et la tête devient "lourde".

Quelques effleurages manuels de la tête et du cou contribuent à "dégager" le cerveau. À cet effet, on effleure le côté droit avec la main droite et le côté gauche avec la main gauche.

On passe la main sur le front, puis, tout en gardant le contact avec la peau, on descend la main vers la poitrine en faisant passer successivement l'extrémité des doigts sur la tempe, derrière l'oreille, et, enfin, le long du cou.

La main étant arrivée à la poitrine, on cesse tout contact et on la replace à la position du départ.

Une dizaine d'effleurages suffisent généralement pour "alléger" le cerveau, affermir la mémoire, rendre les idées plus claires et plus nettes.

On ne manquera pas non plus de respirer profondément en cours de promenades et pendant des exercices de marche rapide ou de gymnastique.

Les exercices respiratoires seront particulièrement efficaces si, pendant le jour, on les effectue au voisinage d'arbres ou de plantes vertes. Par leur fonction chlorophyllienne ces végétaux assainissent en effet l'atmosphère et l'enrichissent en oxygène.

En revanche, il est utile d'éloigner de l'endroit où l'on dort les plantes et les fleurs qui, par leur respiration, contribuent à vicier l'air que l'on respire. Certaines plantes sont même particulièrement dangereuses par les parfums violents et les effluves toxiques qu'elles dégagent.

À cet effet, on à incriminé les fleurs de laurier-rose, le lis et même l'humble violette.

Les exercices de respiration profonde sont des plus simples et conviennent généralement à tous. Ce n'est guère que dans les cas de tuberculose pulmonaire et d'épilepsie qu'ils doivent être proscrits.

Ils risquent, en effet, d'une part, d'aggraver les hémoptysies et de retarder la guérison, et, d'autre part, de provoquer une crise.

Si on les exécute sur place, en salle ou en chambre, il est nécessaire de les faire précéder d'une courte séance de gymnastique, sinon le surplus d'oxygène, qui est amené dans les poumons par les grandes ampliations thoraciques, est rejeté en presque totalité dans l'air expiré.

L'exercice physique accroît les oxydations et provoque un appel d'oxygène. Les exercices respiratoires sont donc particulièrement indiqués à la suite de la séance quotidienne ou biquotidienne de gymnastique en chambre.

La position de départ est celle du "garde-à-vous", c'est-à-dire bras tombant naturellement le long du corps, talons joints, tête bien droite, épaules rejetées en arrière. La fenêtre est grande ouverte.

L'inspiration commence par le remplissage de la partie inférieure des poumons. Pour atteindre ce but, on imagine que l'air pénètre dans l'abdomen que l'on pousse en avant.

Ensuite, sans marquer de temps d'arrêt, on emplit le haut des poumons en portant la poitrine en avant.

Dès qu'ils sont pleins d'air, on laisse retomber doucement les côtes inférieures et supérieures et on laisse rentrer le ventre.

Lorsque l'expiration normale est achevée, on continue à rentrer le ventre en contractant volontairement les muscles abdominaux et en abaissant les côtes inférieures.

Après cette expiration forcée, on recommence à inspirer, et ainsi de suite.

L'inspiration se fait uniquement par le nez et l'expiration par le nez ou par la bouche. La durée totale des exercices sera comprise, ainsi que nous l'avons dit, entre 3 et 8 minutes.

En aucun cas il ne faut sentir le cœur battre anormalement et avoir la sensation de vertige. S'il en était ainsi c'est que les exercices sont de trop longue durée, que l'entraînement est insuffisant ou que le rythme respiratoire adopté ne convient pas.

À ce propos, nous réprouvons formellement les pratiques respiratoires du yoga, actuellement préconisées par quelques auteurs, et qui consistent, en règle générale, à aspirer fortement et longuement puis à conserver les poumons remplis d'air pendant un laps de temps pouvant aller de quelques secondes à plusieurs minutes.

La méthode est très dangereuse car elle dilate outre mesure les alvéoles pulmonaires et détermine des troubles respiratoires susceptibles de provoquer eux-mêmes des étourdissements et la syncope. Elle peut aussi favoriser l'éclosion de la tuberculose pulmonaire.

Avantages de la respiration profonde

Du côté physiologique, les avantages de la respiration profonde ne se limitent pas à une meilleure oxygénation du cerveau.

Elle développe, bien sûr, la capacité thoracique, mais elle régularise aussi l'activité cardiaque et elle stimule les organes de la digestion.

En effet, les rythmes pulmonaire et cardiaque étant en partie liés, toute cause qui régularise la respiration régularise aussi les battements du cœur.

D'autre part, les nerfs pneumogastriques, qui innervent les poumons, innervent également l'intestin et même le foie. Il est donc possible, en donnant une activité plus intense aux poumons, d'améliorer, par voie réflexe, le fonctionnement du tube digestif.

Au surplus, le mouvement de brassage que la respiration profonde imprime à toute la cage thoracique stimule doucement la plupart des viscères sus- et sous-diaphragmatiques.

Fait curieux, la respiration profonde change la hauteur et le timbre de la voix qui devient moins perçante et plus sonore.

La détente du cou, qui résulte de la gymnastique respiratoire, permet probablement aux cordes vocales de s'étendre normalement.

Au point de vue psychologique, la respiration profonde améliore la mémoire, ainsi que nous l'avons déjà signalé, augmente la capacité d'attention, de concentration et la résistance à la fatigue.

Elle combat avec succès le manque d'assurance, la timidité, les sentiments d'anxiété et le trac. Ces états émotifs étant toujours accompagnés de troubles respiratoires consistant essentiellement en une respiration courte et saccadée, la respiration profonde, en faisant cesser le trouble physique, atténue ou même fait disparaître complètement l'émotion, celle-ci étant étroitement solidaire de ses manifestations physiologiques.

L'insomnie peut être également combattue par la respiration profonde qui, pratiquée avant le coucher, détend le système nerveux, dérive les idées obsédantes et favorise le sommeil.

Importance de l'ionisation de l'air

L'air que nous respirons contient des ions qui sont des atomes ou des molécules d'oxygène, d'azote, de gaz carbonique et d'autres gaz ayant acquis une charge positive ou négative.

Ils sont surtout produits, ainsi que nous l'avons montré dans notre ouvrage Cycles et Rythmes[1], par l'action de rayons ultraviolets du

_____

[1] Robert Tocquet : Cycles et Rythmes,

soleil et des rayons cosmiques qui proviennent des espaces sidéraux.

Lorsque, par leur effet, un atome ou une molécule perd un électron ou plusieurs électrons, il apparaît une charge positive et l'on a un ion positif ; par contre, la fixation par un atome ou par une molécule d'un électron ou de plusieurs électrons supplémentaires provoque la formation d'un ion négatif.

L'ionisation peut aussi être produite par la radio-activité du sol, par les effluves et les décharges électriques (éclairs) et par des processus de moindre importance tels que l'"effet Lénard" qui se manifeste lors de la pulvérisation et la dispersion violente des gouttes d'eau, par exemple pendant les fortes pluies, dans les cascades, ou encore à la surface de la mer au cours du flux et du reflux ou lorsque celle-ci est fortement agitée. Le passage du vent dans les aiguilles de pin est également un facteur d'ionisation.

Or, à la suite des travaux d'un grand nombre de chercheurs, et, en particulier, de physiciens et de biologistes soviétiques tels que Sokolf, Vassiliev, Mink et surtout Tchijewsky, il a été démontré que la salubrité de l'air, et par conséquent d'un climat, est, en grande partie, déterminée par la proportion des ions négatifs, lesquels exercent une action stimulante sur les

Éditions Planète-Denoël, Paris, 1969.

différents organes tout en suscitant une certaine euphorie psychique.

En revanche, les ions positifs sont nettement défavorables. C'est ainsi qu'avant un orage, où la proportion d'ions positifs atmosphériques est élevée, beaucoup de personnes, cependant normales, sont mal à l'aise et se sentent nerveuses.

De leur côté, les malades atteints d'angine de poitrine, les phtisiques, les asthmatiques voient leurs troubles s'accentuer. Ceux-ci disparaissent après l'orage par suite de l'apparition d'ions négatifs produits par les effluves et les décharges électriques entre la terre et les nuages.

Les troubles provoqués par le fœhn et par d'autres vents de ce genre sont dus aussi, partiellement tout au moins, à une proportion trop élevée d'ions positifs transportés par ces vents.

L'accumulation, au-dessus des villes et au-dessus des vastes agglomérations industrielles, de fumées et de gaz polluants, provoque une diminution d'ions négatifs et une augmentation d'ions positifs.

Les fumées et les poussières sont en effet attirées par les ions négatifs autour desquels elles s'agglomèrent en les neutralisant, et, d'autre part, elles forment écran aux rayons ultraviolets qui, ainsi que nous l'avons signalé, sont producteurs d'ions.

De plus, les combustions variées sont destructives d'ions négatifs.

À l'intérieur des immeubles, les structures métalliques, les appareils de chauffage et de climatisation sont également la cause de la destruction d'ions négatifs.

Enfin, d'après Tchijewsky et les Américains Yaglou, Winsor et Beckett, les malaises, tels qu'une certaine lassitude et des maux de tête, ressentis au bout de quelque temps par des personnes occupant une salle non constamment aérée, ne résultent pas, comme on pourrait le croire à priori, d'un défaut d'oxygène, mais proviennent essentiellement d'une augmentation des ions positifs rejetés par la respiration, et, corrélativement, d'une diminution d'ions oxygène négatifs.

Ces mêmes auteurs ont également constaté que des animaux (cobayes, lapins, chiens, pigeons) placés dans une atmosphère totalement privée d'ions négatifs, les autres conditions biologiques étant normales, meurent en moins de 8 jours.

Ainsi que nous l'avons indiqué, les ions négatifs exercent une action stimulante sur les différents organes tout en suscitant une certaine euphorie psychique.

En outre, l'expérience montre qu'ils régularisent le fonctionnement des systèmes nerveux central et végétatif ainsi que du système endocrinien, qu'ils normalisent les fonctions métaboliques de base par bio-catalyse et oxydoréduction, qu'ils retardent la dégradation cellulaire par le maintien d'une oxygénation optimale, et les conséquences de cette action sont très étendues.

Elles intéressent en effet la plupart des désordres organiques et psychiques au nombre desquels on peut citer, sur le plan général, le sommeil, les maux de tête, la nervosité, et, sur le plan médical, l'asthme, le rhume des foins et les diverses allergies, certaines névroses et les manifestations douloureuses chez la plupart des sujets souffrant de brûlures même profondes ou de cicatrices postopératoires.

Enfin, les ions négatifs protègent l'organisme contre les poussières et les bactéries.

Ces faits, ainsi que d'autres de ce genre ont conduit des thérapeutes à utiliser l'ionisation de l'air, et tout spécialement l'inhalation d'ions négatifs, dans le traitement des troubles pathologiques que nous venons de citer ainsi que dans le traitement des bronchites chroniques, des sinusites, de l'angine de poitrine, de l'infarctus du myocarde, de l'hypertension, et ils ont obtenu des améliorations sensibles de l'état de leurs malades.

En ce qui concerne plus spécialement notre propos, l'ionisation négative de l'air, produisant une meilleure oxygénation cérébrale, accélère les processus mentaux, et, corrélativement, favorise l'attention spontanée et la concentration, affermit la mémoire, augmente considérablement la rapidité des réflexes par l'effet d'un rééquilibre métabolique, prévient ou même supprime l'irritabilité, et, enfin, rend le sommeil plus rapide et plus profond ce qui permet souvent d'en diminuer la durée.

Dans le cas d'insomnies, les résultats sont généralement obtenus rapidement, c'est-à-dire dans le courant de la première semaine et parfois dès la première nuit.

En règle générale, 50 à 60 % des personnes souffrant d'insomnies trouvent dans l'ionisation négative une solution à leur trouble surtout lorsqu'il s'agit d'insomnies nerveuses.

Il résulte de ces considérations qu'il est utile d'employer un ioniseur à usage courant ou domestique, et, l'étudiant, en particulier, en retirera le plus grand avantage.

2 types d'ioniseurs peuvent être utilisés : à ventilation et à propagation spontanée, ce second type étant généralement désigné sous le nom d'"ioniseur en ambiance".

Dans le premier cas, un ventilateur entraîne les ions et les répartit assez uniformément dans le local avant qu'ils aient eu le temps d'être neutralisés.

Dans le second cas, la propriété qu'ont les charges ioniques de même signe de se repousser les unes des autres est utilisée de sorte que les ions négatifs s'écartent automatiquement de la source.

Mais, plus on s'éloigne de l'appareil, plus la concentration en ions est faible.

Toutefois, malgré cet inconvénient, il est préférable d'employer ce type d'ioniseur car la présence d'un ventilateur entraîne la production d'un bruit non négligeable pouvant gêner le travail intellectuel, et, s'il y a lieu, le sommeil.

De plus, l'existence de pièces mobiles rend la probabilité de pannes beaucoup plus importante[2].

Pour un ioniseur en ambiance de puissance moyenne, le débit des ions est d'environ 2 milliards d'ions par seconde à la sortie des pointes et la concentration ionique varie de 500 000 ions/cm^3 à 25 cm de l'appareil jusqu'à 2 500 ions/cm3 à une distance de 3 mètres.

Lorsqu'on l'utilise, il n'est pas nécessaire de rechercher une concentration très précise, l'organisme normal assurant lui-même sa régulation, et la distance de l'appareil est indifférente entre 2 limites supérieure et inférieure qui sont précisées sur la notice d'emploi de l'appareil.

Aucun effet secondaire n'est à craindre étant donné que l'emploi d'un ioniseur est destiné à rendre à l'atmosphère ses qualités naturelles que la pollution lui a fait perdre ou à lui conférer des qualités qu'on ne rencontre que dans quelques lieux privilégiés.

---

[2] Les ioniseurs de la nouvelle génération, tels que l'Energion, ont un ventilateur commutable (N. D. E.).

De sorte que l'air ionisé est avant tout une aide naturelle permettant de maintenir l'efficacité du travail intellectuel tout au long de la journée.

Fumez peu ou mieux ne fumez pas

Ajoutons, en ce qui concerne l'hygiène de la respiration, qu'il convient d'éviter le tabac.

Si, comme nous l'avons dit, "il est permis, en certaines circonstances, à l'occasion d'un examen par exemple, de fumer quelques cigarettes afin de dériver l'attention et écarter ainsi l'esprit des préoccupations inutiles ou nuisibles", il faut absolument éviter l'usage régulier du tabac.

On sait depuis longtemps que son abus produit une perte de la mémoire, notamment celle des mots, ainsi qu'un certain nombre d'autres troubles dont l'énumération est sans doute en dehors de notre propos essentiel mais que nous signalons néanmoins étant donné leur importance ; au reste, quelques-uns d'entre eux peuvent agir défavorablement, d'une façon indirecte, sur le travail intellectuel : altération de la vue, du goût, de l'ouïe, congestion cérébrale légère avec étourdissements, tremblements, vertiges, névralgies dans les bras et les épaules, stomatite et pharyngite chroniques, nausées, maux d'estomac, constipation opiniâtre, ou, au contraire, diarrhée avec sueurs froides, palpitations du cœur, diminution de l'acide ascorbique sanguin.

En outre, le tabac et les produits de sa combustion renferment des substances chimiques qui jouent un rôle important dans l'étiologie du cancer pulmonaire, ainsi qu'il a été démontré en laboratoire et par des enquêtes médicales : des cancers expérimentaux apparaissent sur des animaux badigeonnés avec des extraits de tabac et une vaste statistique américaine portant sur 200 000 sujets a montré l'extraordinaire augmentation de fréquence du cancer du poumon chez les fumeurs par rapport aux non-fumeurs.

Ce rapport est en effet de l'ordre de 10 à 1. Et cela est vrai non seulement pour les adultes mais également pour les jeunes.

Le tabac intervient aussi de façon certaine dans les cancers de la bouche, du larynx, de l'œsophage, de l'estomac et de la vessie.

Parmi les substances cancérigènes du tabac on peut citer le dibenzo 3-4-9-10, le 8 oxyquinoléine, le diéthylène-glycol, le 1-3 butylène-glycol et des colorants d'aniline.

De plus, l'irritation chronique de l'arbre bronchique, commune à tous les fumeurs, sensibilise leurs muqueuses à l'action cancérigène de l'air pollué des grandes villes.

Enfin, le tabac est un des plus importants facteurs de déclenchement des maladies coronariennes, et, à ce propos, le professeur Jean Lenègre estime que, chaque année, en France, "le nombre de morts par maladie cardio-vasculaire résultant de l'intoxication tabagique est de 20 000 environ".

Le tabac semble alors agir en provoquant, d'une part, une augmentation des lipides sanguins, et, d'autre part, en produisant une élévation du taux d'adrénaline dont l'excès favorise la production de caillots. "Ce sont là, souligne le professeur Lenègre, 2 éléments déterminants de l'infarctus".

Les signes d'intoxication provoqués par le tabac, et, en particulier, la diminution de la mémoire, se produisent plus hâtivement chez les personnes qui fument à l'intérieur des chambres et surtout à jeun.

Fumer en lisant est également particulièrement nuisible, car le fumeur, ne pouvant pas prêter attention à deux choses à la fois, absorbe une quantité importante de fumée.

Pour faire disparaître les troubles psychiques et physiologiques d'intoxication tabagique et se prémunir contre les risques de cancérisation pulmonaire ou des autres formes de cancérisation, où intervient vraisemblablement le tabac, il suffit évidemment de cesser de fumer.

La désintoxication lente, consistant à diminuer chaque semaine la quantité de tabac habituellement utilisée, expose moins, semble-t-il, aux récidives, que la suppression brusque.

En l'occurrence, cette délivrance toxique sera un excellent moyen d'exercer sa volonté et son pouvoir de domination sur soi-même.

Au besoin, on pourra être aidé dans cette cure par un produit commercial (constitué par un mélange d'essences aromatiques associées à des hydrates de carbone) qui, au contact de la pyridine contenue dans la fumée de tabac, donne une saveur désagréable et fade.

Si l'on ne parvient pas à une suppression complète on atténuera l'intoxication en fumant peu (2 ou 3 cigarettes par jour, de préférence après les repas), en utilisant des cigarettes à bout filtrant ou des fume-cigarettes aussi longs que possible munis d'un tampon d'ouate qui provoque la condensation de la nicotine et des produits goudronneux.

Les pipes à réservoir produisent le même effet. Signalons au passage que la pipe et le cigare sont moins toxiques que la cigarette.

On peut aussi, comme le recommande notre ami le docteur André Cuénot, fils de l'illustre biologiste Lucien Cuénot, remplacer le tabac par des succédanés inoffensifs tels que la bractée de maïs ou la feuille de bananier (Journal d'Agriculture tropicale et de Botanique appliquée du Muséum de Paris, T. XIV, N° 6-7, juin-juillet 1967).

De même que le tabac, et pour des causes Évitez, dans la mesure du possible, l'air empoisonné des grandes villes

Analogues, l'air empoisonné des grandes villes est éminemment préjudiciable au bon fonctionnement cérébral.

3 facteurs principaux sont responsables de la pollution atmosphérique des grandes villes : les microbes, les poussières et les substances chimiques.

Des prélèvements d'air faits, par exemple, dans les rues de Paris ont permis de déceler un fourmillement de bactéries, variable d'ailleurs selon les heures de la journée : 640 seulement au cm^3 à 7 heures du matin, mais 23 000 à midi et 88 000 à 19 heures.

Par grand vent, la population bactérienne monte jusqu'à 180 000 unités au cm^3, alors qu'une forte pluie la ramène à 13 000.

La comparaison est impressionnante avec l'air pur des montagnes ou de la mer, où le dénombrement aboutit à des résultats nuls ou presque nuls (de 0 bactérie à 15 bactéries au cm^3).

Les poussières atmosphériques sont inorganiques pour les deux tiers, organiques pour un tiers.

Inorganiques, elles sont formées de particules de charbon, de silice, de fer, de métaux divers, de substances terreuses provenant de l'usure des chaussées, de particules radioactives émanées des usines utilisant des produits fissibles, ou issues d'explosions atomiques.

Organiques, elles sont constituées de débris d'animaux, de déchets de tissus, de débris végétaux.

Quelques-unes de ces poussières sont indifférentes, mais certaines d'entre elles sont vulnérantes, toxiques (plomb, cuivre, arsenic) ou cancérigènes (poussières provenant de l'industrie du goudron, du benzène, des huiles minérales, etc.) ; beaucoup sont sceptiques : 1 g de poussières peut contenir 1.000.000 à 2.000.000 de bactéries.

Les particules charbonneuses constituant les fumées sont formées de grains vitrifiés hérissés de pointes. Elles agissent comme une véritable poudre d'émeri et corrodent les fragiles tissus pulmonaires et s'y fixent d'où une diminution progressive de l'oxygénation cérébrale.

"Quand je pratique une autopsie, écrivait naguère le regretté docteur Bordas, je reconnais tout de suite un "vrai Parisien" à ses poumons noirs incrustés de carbone. Jusqu'à 15 ans de séjour dans la capitale les voies respiratoires se défendent encore ; passé ce temps, le "poumon noir" est de règle."

En fait, dans les conditions habituelles, on ne trouve qu'une assez faible quantité de particules charbonneuses à proximité du sol.

Des courants ascendants les emportent vers les hautes couches de l'atmosphère où elles forment une sorte d'écran qui, dans la région parisienne, occupe un cercle de 18 km de rayon.

Mais, malheureusement, cet écran arrête les bienfaisants rayons ultraviolets destructeurs de microbes et diminue la proportion d'ozone qui est un gaz désinfectant. Ses effets varient selon les saisons.

En janvier par exemple, il provoque une diminution de l'ensoleillement de 33 % par rapport à la campagne environnante.

En été, la différence est moins grande.

Mais la pollution la plus importante de l'atmosphère des grandes villes est d'ordre chimique. Elle est due à des produits gazeux dont les uns sont toxiques et d'autres cancérigènes.

Parmi les premiers on peut citer l'oxyde de carbone, l'anhydride sulfureux, les vapeurs d'aldéhyde, le plomb tétraéthyle, et, parmi les seconds, les hydrocarbures, les produits arsenicaux et les goudrons qui se présentent à l'état d'aérosols.

Dans cette pollution, la part, de très loin prépondérante, revient aux gaz émis par les pots d'échappement des automobiles.

Dans une grande ville, où circulent journellement 200 000 voitures et autres véhicules à moteur pendant les heures de pointe et 20 000 environ dans les moments de moindre circulation, les quantités de gaz toxiques déversés en 24 heures atteignent les chiffres surprenants de 36 à 37.000.000 m^3 pour l'oxyde de carbone et de 525 à 526.000.000 m^3 pour les gaz divers.

Dans l'agglomération parisienne, le volume d'oxyde de carbone produit en 24 heures par les véhicules à moteur atteint 50.000.000 m^3, de sorte que la dose toxique est, dans certaines rues, largement dépassée.

Au reste, des analyses de sang montrent que 1 Parisien sur 2 est profondément intoxiqué par l'oxyde de carbone.

L'absorption de tous ces gaz ou vapeurs est éminemment pernicieuse. Elle produit un certain degré d'anémie ainsi que des troubles cérébraux (maux de tête, tendance à somnoler, affaiblissement de la mémoire et de la volonté) et elle prédispose au cancer pulmonaire.

Il convient donc d'éviter, dans la mesure du possible, l'air empoisonné des grandes villes, ce qui, à vrai dire, n'est généralement pas facile à réaliser lorsqu'on est étudiant.

En tout cas, si l'on doit obligatoirement vivre en ville, il est préférable d'habiter un appartement situé dans les zones périphériques et à un étage élevé où l'atmosphère est relativement peu polluée.

Chapitre II
Quelques conseils utiles

Il faut avant tout que l'élève, l'étudiant ou tout autre travailleur intellectuel sache, en toute certitude, que nul effort n'est perdu.

Grâce au travail assidu, heure par heure, jour par jour, la mémoire s'organise et se développe, l'attention devient plus prompte et plus aiguë, le jugement s'affine, les bonnes habitudes s'installent et se fortifient.

Qu'il s'agisse de mathématiques, de sciences physiques ou naturelles, de médecine, de géographie, d'histoire, de philosophie, de droit, de littérature, l'élève ou l'étudiant, à mesure qu'il travaille ces matières, acquiert progressivement de saines habitudes de pensée : habitudes d'ordre rigoureux, de classement, d'expérience, de finesse, de perspicacité pour attaquer les difficultés.

Et ainsi, grâce à la capitalisation des actes sous formes d'habitudes actives, il bénéficiera de plus en plus de ces avantages qui, après ses études au lycée ou en Faculté, lui permettront de devenir un homme compétent, ensuite un homme de talent et peut-être enfin un novateur ou un maître qu'on écoute.

Mais, pour parvenir aisément et rapidement à ce terme, il faut savoir travailler.

Comment travailler

Notons d'abord qu'avant d'entreprendre un travail intellectuel quelconque il est indispensable d'y penser à l'avance, par exemple la veille du jour où on l'exécutera, et d'en imaginer avec précision les différentes phases, c'est-à-dire la façon dont on le réalisera.

Au point de vue matériel, on rassemblera préalablement les notes, les livres, les documents, les objets nécessaires afin que tout l'effort soit utilisé à réfléchir, à apprendre, à rédiger, à exécuter.

"Pour mon travail expérimental, écrit le professeur Langevin, je réfléchis longuement, j'agis seulement quand j'ai prévu tous les détails de l'action."

Lorsque le départ est donné, il faut démarrer vigoureusement et œuvrer "fidèlement, exactement, persévéramment" (Nicole), ne jamais s'énerver, surtout si l'on a beaucoup à faire.

Dans tous les cas, et particulièrement en cette dernière circonstance, il convient de n'examiner qu'une seule chose à la fois et de suivre rigoureusement ces principes cartésiens :

– diviser chacune des difficultés en autant de parties qu'il se peut pour les mieux résoudre ;

– conduire par ordre ses pensées en commençant par les objets les plus simples et les plus aisés à connaître pour monter, peu à peu, comme par degrés, jusqu'à la connaissance des plus composés.

D'autre part, ne rien laisser dans l'ombre, faire scrupuleusement et à fond tout ce que l'on fait afin de n'y pas revenir est également un principe qu'il faut appliquer avec la plus grande rigueur dans le travail intellectuel. Un travail bâclé, inachevé n'est pas du travail.

De plus, il laisse à l'esprit une impression pénible, éminemment nuisible à la bonne réalisation de ce que l'on entreprend ensuite. C'est un poids lourd que l'on traîne avec soi.

Il faut aussi dans les études, et, en général, dans l'accomplissement de toute œuvre, rechercher constamment les voies les plus simples, les plus directes et les suivre sans précipitation ni nervosité. En l'occurrence, comme le recommande le proverbe, il est bon de se "hâter lentement".

Ce calme de l'esprit est généralement obtenu lorsqu'on s'est libéré de toute ambition de mauvais aloi, lorsqu'on s'est dégagé du désir d'arriver rapidement et à tout prix, lorsqu'on s'est affranchi de la hantise des examens et des concours.

"Tuons l'ambition, mais travaillons comme travaillent ceux qui sont ambitieux", enseigne cet intéressant petit livre : La lumière sur le sentier, inspiré des doctrines hindoues, c'est-à-dire œuvrons pour l'amour du travail comme le font généralement les grands artistes et les grands savants.

Ce faisant, nous aurons l'esprit en paix et la qualité de notre ouvrage s'en ressentira.

Nous serons d'ailleurs à tout moment récompensés par les joies de la découverte, par ce sentiment de plénitude que l'on éprouve lorsqu'on acquiert de nouvelles connaissances, par une certaine impression de puissance issue de l'action menée à bien.

Au besoin, répétons-nous cette formule suggestive :
"Je n'ai pas besoin d'espérer pour entreprendre ni de réussir pour persévérer."

Conseils pratiques

La connaissance s'acquiert par les livres, par les cours ou les conférences, par les visites aux musées, par la radio et la télévision, par les voyages, par les enquêtes et les recherches personnelles, et, à l'occasion, par les conversations.

Quel que soit le mode d'information toutes les notions intéressantes devront être résumées sur fiches lesquelles seront classées selon la nature des renseignements qu'elles contiennent. Ceux-ci forment bientôt une riche documentation qui permet de travailler avec sécurité, sans énervement et sans à-coup.

Au classement horizontal, consistant à former des dossiers où les fiches sont couchées à plat les unes sur les autres, on préférera le classement vertical dans lequel les fiches sont disposées verticalement dans un fichier.

Elles se classent, se consultent et se replacent alors très rapidement. Selon les matières, elles peuvent être de couleurs, de formes et de dimensions différentes.

On se constituera, dans la mesure du possible, une importante collection d'ouvrages. Mais il faut les choisir avec discernement.

Avant de les acquérir, on se préoccupera de leur date de parution, de la personnalité de l'auteur, voire de celle de l'éditeur.

Pour les matières sujettes à des modifications fréquentes, telles que les sciences et certaines techniques, la dernière édition s'impose.

Ayant chez soi les sources essentielles de documentation on évitera les pertes de temps dans les bibliothèques.

Cette question de temps est primordiale. La vie est si courte qu'on ne doit ni gaspiller une heure ni perdre une minute sous prétexte qu'elle ne vaut pas la peine de se mettre au travail.

Il faut, au besoin, protéger son temps contre les importuns dont la principale occupation est de vous le dérober tout en perdant le leur.

Les grands laborieux économisent les heures : ils ne dorment pas avec excès, ne mangent pas au point de s'alourdir, ils suppriment les visites inutiles, les correspondances oiseuses, ils évitent les conversations futiles et tout ce qui dissipe. Mais on peut dire que la grande économie qu'ils font est celle des minutes.

Et, surtout, il ne faut pas galvauder les heures et les minutes que l'on peut qualifier de "sacrées" pendant lesquelles on se sent énergique et lucide.

Varier les sujets d'étude, tout en évitant, bien entendu, la dispersion, est une des conditions du délassement cérébral, de même d'employer successivement certains groupes de muscles est une méthode qui diminue la fatigue corporelle et retarde son apparition.

Le changement de direction des idées et la substitution d'un travail reposant à un travail ardu est le procédé de choix des grands laborieux qui travaillent sans cesse et partout où ils se trouvent : en leur bureau, en vacances, au cours de leurs flâneries.

Si on leur demande comment ils se délassent, ils répondent : "En changeant d'occupation !"

Dangers qui menacent le travail de l'élève et de l'étudiant

Un assez grand nombre de dangers peuvent menacer le travail de l'élève et de l'étudiant.

Ce sont, entre autres, le surmenage, et, corrélativement, l'emploi d'excitants psychiques, l'isolement moral en Faculté, l'influence néfaste de certains camarades, les relations mondaines, et, dans un ordre de considérations complètement différentes des précédentes, l'usage exagéré du sport et les expériences sexuelles prématurées.

Contre ces ennemis intérieurs et extérieurs, l'élève et l'étudiant auront à exercer leur volonté.

Le surmenage

Le surmenage est certainement l'un des maux majeurs de notre temps.

Il frappe l'enfant comme l'adulte, le travailleur manuel comme le travailleur intellectuel, mais il sévit surtout chez ce dernier et tout particulièrement parmi les élèves des classes supérieures des lycées, qui préparent des concours difficiles, et les étudiants.

Les troubles qu'il fait naître sont multiples et variés. Ils vont de l'impression d'épuisement physique et psychique, que les Américains qualifient volontiers de "nervous breakdown" à l'authentique maladie de cœur, en passant par les aberrations nevrosiques plus ou moins graves, les spasmes gastriques, intestinaux et vésiculaires, les palpitations anormales et les maladies psychosomatiques telles que certaines formes d'ulcère d'estomac et les hypertensions artérielles d'origine nerveuse.

Il peut évidemment résulter, et, malheureusement, c'est assez souvent le cas, de programmes trop chargés qui nécessitent un effort mnémonique considérable.

L'Enseignement Supérieur confond en effet volontiers érudition et science, de sorte que les étudiants et surtout les élèves des classes préparatoires aux Grandes Écoles ont à assimiler, en un temps relativement court, une masse énorme et indigeste de matériaux.

Tout se passe comme si l'on acceptait comme axiome qu'un étudiant, une fois sorti de la Faculté, cesse de se cultiver. à ce propos, en qualité d'ex-professeur dans une école d'ingénieurs et dans les classes préparatoires aux Grandes Écoles Scientifiques (classes de "Spéciales"), je défie un homme de bon sens de lire sans indignation la liste des connaissances exigées aux concours d'entrée de ces écoles, et, hélas ! Étant donné le prodigieux développement des sciences en ces dernières années, il est assez difficile qu'il en soit autrement.

Au reste, grâce à ce système, presque tout le monde finit par y trouver son compte : le "bon" élève pour qui un "bourrage" convenable suffit à faire illusion et le maître ou l'examinateur pour qu'il est plus facile de constater qu'un élève ou un candidat sait ou ne sait pas telle ou telle partie de son programme que de discerner la valeur intrinsèque de son esprit.

À ce propos, et à notre avis, le rôle de l'Enseignement Supérieur est moins de communiquer des connaissances encyclopédiques que de fournir les instruments d'une acquisition personnelle du savoir préexistant, par le truchement de la documentation, ou latent, par le moyen de la recherche, une bonne méthode, un certain nombre de connaissances solides et d'un volume raisonnable, le goût de l'effort productif.

En tout cas, les choses étant ce qu'elles sont, c'est-à-dire les programmes d'étude étant très lourds, et abstraction faite des autres causes de surmenage que nous examinons plus loin, celui-ci provient, en grande partie, chez l'élève et chez l'étudiant, comme d'ailleurs chez l'intellectuel en général, des méthodes défectueuses de travail.

Ce qui fatigue en effet, et nous l'avons déjà plus ou moins explicitement signalé, c'est le travail désordonné, ce sont les travaux laissés à l'état d'ébauche, lesquels suscitent une sorte de rumination intellectuelle fâcheuse, un malaise indéfinissable alors que les tâches achevées apportent une joie reposante.

En outre, les inquiétudes quand on prépare des examens et surtout des concours, les émotions, les déceptions, parfois l'envie et la jalousie, peuvent être également des causes de fatigue intellectuelle. Elles provoquent une série de chocs psychologiques dont chacune forme ce que l'on appelle un "stress".

Cette sorte d'agression libère, par le truchement des glandes à sécrétion interne et en particulier par la mise en jeu du système surrénalo-hypophysaire, des substances hormonales, perturbatrices de l'équilibre neuro-musculaire, lesquelles, à la longue, finissent par créer des troubles psychiques, psychosomatiques, et même somatiques.

Sans doute, on peut demander aux neuroleptiques, appelés dans le langage courant "tranquillisants" ou "pilules du bonheur", le remède au surmenage, mais, outre que leur emploi prolongé est dangereux, ils ne font que masquer la fatigue sans la combattre vraiment.

De plus, ils créent un véritable état d'inconscience. C'est ainsi qu'un de nos amis médecin, qui avait voulu les expérimenter sur lui-même, nous à confié qu'il avait l'impression d'avoir, au volant de sa voiture, frôlé à maintes fois l'accident grave, mais qu'il ne prévoyait plus le danger ; il ne le "réalisait" que lorsque il était imminent.

De même, et comme nous l'avons également indiqué, les excitants sont souvent nocifs.

Les seuls agents "anti-fatigue" recommandables sont ceux qui agissent dans le même sens que les fonctions métaboliques naturelles, et, à cet égard, les vitamines pharmaceutiques C et B, les dérivés protidiques, et même de faibles doses de certaines hormones peuvent, après avis médical, être absorbés sans crainte.

Avec ces produits, les risques de troubles secondaires et d'accoutumance, propres aux substances-dopings n'existent pratiquement pas.

Mais il vaut mieux prévenir que guérir et la sérénité, la quiétude, la puissance de l'esprit doivent être, en règle générale, recherchées ailleurs que dans les produits pharmaceutiques.

À cet effet, il faut avant tout nourrir et oxygéner convenablement notre cerveau.

À l'occasion, on pourra utiliser quelques plantes sédatives telles que le tilleul, la fleur d'oranger, la benoîte, la camomille et la mélisse. On en fera des infusions (de 20 à 30 g de fleurs par litre d'eau).

L'aubépine (1 cuillerée à café de fleurs pour une tasse d'eau bouillante, 2 ou 3 fois par jour) agit d'une façon appréciable sur l'angoisse, l'insomnie et les vertiges.

Le phytothérapeute Henri Leclerc souligne son manque de toxicité qui permet, dit-il, "d'en continuer l'usage pendant longtemps même chez le malade dont la fonction rénale est entravée."

En revanche, la valériane, la passiflore, l'anémone doivent être employées avec la plus grande prudence.

D'autre part, on aura recours à ce que l'on peut appeler des "remèdes psychologiques" relativement simples, mais qui demandent quelque patience et un effort de volonté dans leur application.

Ils consistent d'abord à régler notre activité intellectuelle en fonction de nos possibilités, et, comme nous l'avons dit, à l'organiser rationnellement, car nombreux sont ceux qui travaillent mal et l'expérience montre que les "créateurs" d'œuvres importantes furent des "méthodiques".

Ils consistent aussi à surmonter nos émotions, ce que l'on obtient essentiellement par la maîtrise des mouvements inconscients.

S'il est banal de dire que le repos est le meilleur remède au surmenage, il faut ajouter aussitôt que la plupart d'entre nous ne savent pas se reposer.

Il convient en premier lieu de lutter contre le bruit qui, souvent, détraque le système nerveux, empêche le sommeil et est à l'origine de troubles fonctionnels pouvant provoquer des lésions organiques.

On y parvient aisément grâce à l'emploi de tampons gras enfoncés dans les conduits auditifs. On les trouve dans le commerce ou on peut les préparer soi-même à l'aide d'ouate et de graisse de bœuf fondue[3].

Ils gênent parfois dans les premiers temps de leur utilisation, mais, au bout d'une semaine, on y est si bien accoutumé qu'il est difficile de s'en passer, même en l'absence de tout bruit.

2 fois par jour, la première fois avant ou après le repas de midi, la seconde, le soir, avant de s'endormir, on pratiquera systématiquement des exercices de relaxation. Ils constituent le remède idéal du surmenage, de la nervosité et même de la neurasthénie. Nous en donnons la technique dans le chapitre suivant.

Ils seront complétés par le week-end qui doit procurer une diversion reposante (promenades hors des villes à l'atmosphère viciée, excursions, etc.) et par des vacances consacrées au repos et non à des voyages épuisants.

Il conviendra d'éviter de les passer en compagnie de gens agités, négativistes, acariâtres, grincheux, revendicatifs ; ils soutireraient le peu de forces qui nous reste si l'on est sérieusement fatigué.

En revanche, on recherchera la compagnie de personnes gaies et optimistes.

---

[3] Des tampons de conception nouvelle, plus efficaces et plus hygiéniques, sont maintenant disponibles sous la marque "EAR" ou "NO-TON" (N. D. E.).

L'isolement moral en Faculté

Lorsque l'étudiant entre en Faculté, il éprouve d'abord une sorte d'ivresse semblable à celle du prisonnier qu'on vient de rendre à la liberté. C'est un état négatif en quelque sorte ; c'est le sentiment d'être débarrassé de toute contrainte.

La plupart des étudiants éprouvent alors le besoin de s'affirmer à eux-mêmes cette liberté par le tapage, par des réunions plus ou moins "politiques", par des stations prolongées dans les cafés ou dans tout autre endroit.

À vrai dire, ce comportement est également, et de plus en plus, celui des lycéens des grandes classes.

Une fois que l'habitude de la liberté a dissipé le vertige des premiers temps, l'étudiant se sent cruellement isolé.

Depuis l'école primaire jusqu'aux établissements d'enseignement secondaire compris, il avait eu des maîtres ou plus exactement des éducateurs comme enseignants.

Maintenant, il a des professeurs qui n'ont de compte à rendre qu'à leur enseignement, qu'il soit littéraire, philosophique ou scientifique.

Le professeur de Faculté connaît à peine ses élèves et ne sait rien ou ne sait que peu de choses sur leurs antécédents, sur leurs désirs, sur leurs aspirations et moins encore, si l'on peut dire, sur leurs rêves.

Il n'y a guère que dans le domaine des travaux pratiques que l'étudiant entre en contact avec son professeur, mais, souvent, d'une manière indirecte, par l'intermédiaire du chef de travaux.

Et cependant c'est là que l'enseignement est véritablement fécond et que l'étudiant peut en extraire une "substantifique mœlle".

Les travaux pratiques lui permettent de s'élever par la réflexion aux idées générales. Il se trouve là en face du réel et de ses difficultés et il peut profiter des conseils et des encouragements de ses maîtres.

Ce qui fait la haute valeur de l'Enseignement Supérieur, écrit Jules Payot, ce sont les travaux pratiques. C'est le contact de l'élève et du maître.

D'abord, par le fait même qu'il est là, le maître prouve la possibilité du travail. Il est l'exemple vivant, concret, tangible et respecté de ce qu'on peut faire en travaillant.

D'autre part, ses conversations, ses encouragements, ses aveux, ses demi confidences sur la méthode ; plus que tout cela, l'exemple donné au laboratoire ; plus que tout cela encore, l'initiative de l'élève encouragé, les travaux personnels suscités, les exposés devant les camarades, les comptes rendus nets et simples de livres lus, tout cela exécuté sous l'œil bienveillant du maître, voilà ce qui constitue l'enseignement fécond.

Plus un professeur est brillant, plus il s'enchante soi-même à s'entendre parler, plus il intervient, moins je lui confierais des jeunes gens.

On n'apprend pas plus l'art du travail et on ne fait pas plus de véritables progrès en esprit scientifique en écoutant un maître qu'on ne fait de progrès en gymnastique en assistant à une représentation dans un cirque.

"Comme on le voit, les 2 besoins essentiels de l'étudiant, le besoin d'une direction morale et celui d'une direction méthodique du travail ont un remède commun : le contact intime du professeur et de l'élève.

"Le professeur lui-même y trouvera sa récompense, car, en suscitant chez ses disciples l'enthousiasme scientifique, il retrempera le sien propre, et, de plus, il se convaincra facilement que tous les grands mouvements de pensée accomplis dans le monde l'ont été, non par la communication des connaissances, mais par la communication d'un amour ardent pour le vrai ou pour quelque grande cause, et par la communication de bonnes méthodes de travail : c'est dire que l'influence ne s'obtient que par le contact d'homme à homme et d'âme à âme.

"C'est ainsi que Socrate a transmis à Platon une méthode et son enthousiasme pour le vrai."

À cet éloquent plaidoyer, fort juste à bien des égards, nous n'ajouterons que quelques mots.

Tout d'abord nous serons moins sévère que Jules Payot en ce qui concerne le cours magistral qui, en réalité, est le moyen le plus humain et le plus vivant pour transmettre non seulement les connaissances et l'héritage d'une culture, mais aussi les résultats les plus récents des recherches du professeur.

Toutefois, lorsque dans certains cas la brillante personnalité du professeur peut valoriser plus qu'il ne convient le cours ex-cathedra, nous pensons que sa personnalité se manifestera mieux, et ici nous sommes entièrement d'accord avec Jules Payot, si un véritable dialogue prend la place du monologue et favorise l'exercice de l'esprit critique chez le professeur comme chez les élèves. Ce qui signifie que c'est surtout après le cours que les élèves auront besoin du professeur.

D'autre part, pour vaincre l'isolement moral en Faculté dont nous avons parlé, l'étudiant ne négligera jamais les travaux pratiques, comme il a parfois tendance à le faire ainsi que nous avons pu nous-même-le constater, et il en profitera pour entrer en contact direct avec ses chefs de travaux et ses professeurs.

En outre, il est désirable que dans les établissements d'enseignement supérieur, les travaux en groupe et des séminaires de recherches soient de plus en plus développés. Il serait bon également qu'un professeur très instruit en psychologie et en pédagogie soit spécialement chargé de montrer aux élèves comment ils doivent travailler.

Il leur donnerait des conseils pratiques ainsi que des encouragements et parfois, s'il y a lieu, il leur ferait un reproche amical.

Il les aiderait à voir clair en eux-mêmes afin qu'ils prennent conscience de leurs qualités et de leurs défauts.

À l'occasion, il serait aussi le confident de leurs espoirs, de leurs joies, de leurs contrariétés, de leurs soucis, de leurs ennuis, de leurs peines, des difficultés de toutes sortes qu'ils sont susceptibles de rencontrer dans leurs études ou dans la vie sociale.

Et même il pourrait être également un conseiller lorsqu'ils ne parviennent pas à résoudre, par leurs propres moyens, des problèmes matériels, psychologiques ou moraux délicats[4].

C'est ce que, personnellement, nous avons toujours fait avec nos élèves.

L'influence de certains camarades et les relations mondaines

"La vanité si grande vers la vingtième année soumet docilement les étudiants à l'opinion

---

[4] Un effort est actuellement tenté dans ce sens par quelques professeurs de Faculté. D'autre part, dans les lycées, le "professeur principal" est chargé de donner des conseils pédagogiques aux élèves.

des camarades, et principalement des pires vauriens qui ont généralement l'autorité que donnent l'audace, une allure décidée sûre d'elle-même, un ton péremptoire et des termes violents."

Cette phrase de Jules Payot, bien qu'écrite en 1893, est cependant d'une brûlante actualité, ce qui montre, entre parenthèses, que rien n'est nouveau sous le soleil.

Effectivement, les meneurs, que Féminent recteur de l'Académie de Dijon désigne sous le nom, certainement péjoratif pour beaucoup, de "vauriens", ont presque toujours l'ensemble des qualités qui en imposent à des jeunes dont la volonté est plus ou moins vacillante et dont le mode d'existence est quelque peu marginal vis-à-vis de la société. De ce fait, ils leur donnent facilement le ton.

En prenant comme prétexte des revendications en partie légitimes, ils peuvent, grâce à un verbalisme outrancier et par une sorte de suggestion faire commettre aux plus sages les pires sottises qui, d'ailleurs, sont par la suite unanimement réprouvées, même par ceux qui les ont commises : actes de violence injustifiables, graffiti et maculations indélébiles sur des monuments publics ou même historiques, inscriptions ou dessins orduriers pouvant être vus par tous, y compris par des enfants, déprédations et destructions inutiles, en un mot vandalisme.

En pareil cas, l'étudiant sérieux et maître de lui refusera de faire partie d'une "masse" très malléable et foncièrement exploitable.

Il ne se laissera pas, comme une vulgaire marionnette, entraîner inconsidérément au gré des passions du moment ; il n'agira qu'en pleine connaissance de cause et après mûre réflexion.

Autrement dit, il fera preuve de discernement et de volonté. Avant de se rebeller contre les usages, les autorités et les lois de son pays, il songera, en particulier, qu'il est peut-être appelé à devenir l'un des dirigeants de demain.

Il évitera aussi les hypernerveux et les détraqués, quels que puissent être leur charme apparent ou leur talent, les pessimistes et les mélancoliques, qui sont souvent des agents de démoralisation, les esprits négatifs, qui ont la manie de la critique et de l'obstruction, et, bien entendu, il fuira les ivrognes, les débauchés, les haineux et les pervers.

S'il lui est impossible d'éviter la présence d'individus discordants, il s'isolera en lui-même et restera fermé et impassible.

En revanche, il recherchera la société de camarades dignes de lui ainsi que la compagnie de personnes droites, loyales, courtoises, ordonnées et sages. Il les tiendra au courant de ses travaux, de ses espérances, de ses déboires.

S'il se peut, il s'affiliera, selon ses tendances, ses goûts ou ses aptitudes, à des groupements culturels, et, enfin, il remplacera le plus souvent le café ou la brasserie par des causeries faites chez soi avec quelques camarades d'esprit solide et élevé et à qui il peut se confier.

Au cours de ces discussions amicales, qui lui montreront parfois qu'un problème déterminé peut être envisagé sous plusieurs angles et résolu selon des méthodes différentes, il ne cherchera pas à imposer ses points de vue, de même qu'il ne se soumettra pas aveuglément aux opinions qui peuvent lui être suggérées.

En tout cas, il sera un interlocuteur compréhensif, aimable et bienveillant, et, pour ce qui a trait à ses travaux personnels, à ses idées et à ses propres opinions, il admettra et même sollicitera les critiques constructives, sachant qu'une œuvre humaine n'est jamais parfaitement bonne ni complètement mauvaise, qu'aucune opinion n'est intégralement vraie ou fausse et que dans les théories ou les doctrines les plus justes se glissent des détails inexacts, cependant qu'il existe toujours un peu de vérité dans les plus graves erreurs.

En ce qui concerne les relations mondaines, l'étudiant n'y peut guère acquérir que l'aisance des manières et un certain vernis de distinction. C'est à peu près le seul profit qu'il puisse en rapporter.

Ce n'est pas, en effet, dans ce milieu que l'on appelle "le monde" qu'il pourra tremper son intelligence et surtout son caractère, car la morale y est le plus souvent d'une désolante infériorité.

L'argent et les soucis de carrière y sont habituellement les préoccupations dominantes de sorte qu'en fréquentant "le monde" le jeune homme ne tarderait pas, la sottise étant contagieuse, à voir s'effriter en lui ses enthousiasmes ainsi que ses idées les plus nobles et les plus chères.

Il évitera donc, en règle générale, les relations mondaines, mais cela ne signifie pas qu'il doive vivre en ermite, car il y a, dans la vie en société, des obligations auxquelles il est moralement et pratiquement difficile de se soustraire.

La pratique exagérée du sport

Parmi les moyens hygiéniques dont l'homme dispose pour assurer son équilibre vital, l'exercice physique bien compris, parfaitement dosé, apparaît comme l'un des plus efficaces.

Il est nutritif parce qu'il entraîne des apports plus considérables d'oxygène et de matériaux alimentaires ; il est désintoxiquant car il accroît les combustions cellulaires et facilite le fonctionnement de l'intestin, des reins et de la peau ; il est dynamogène parce qu'il stimule le système nerveux.

Sous l'action des exercices physiques, les mouvements respiratoires s'accélèrent et s'amplifient, et le sang, d'abord surchargé de gaz carbonique, se trouve bientôt saturé d'oxygène.

Toutes les glandes, et particulièrement celles de la digestion, irriguées par un sang très oxygéné, sécrètent plus activement et l'intestin accomplit avec plus d'énergie ses mouvements péristaltiques.

Les processus d'assimilation s'accroissent et peuvent produire chez les sujets malingres une augmentation de poids.

Comme, d'un autre côté, les exercices physiques accélèrent les combustions cellulaires, ils font disparaître peu à peu les tissus de réserve (la graisse notamment), et, par conséquent, sont capables de provoquer une diminution de poids chez les sujets obèses et pléthoriques.

En même temps, la désintoxication générale de l'organisme s'accomplit par une activité accrue de l'intestin, des reins et de la peau.

Les exercices physiques ne produisent pas qu'une action trophique. S'ils sont modérés, ils favorisent le travail du cerveau par la congestion active qu'ils provoquent à son niveau comme dans les autres organes.

Les péripatéticiens discutaient en marchant et trouvaient plus facilement leurs arguments lorsque le corps était "échauffé" par la promenade.

D'autre part, et ceci nous intéresse particulièrement, en imposant l'effort réfléchi, l'exécution méthodique, l'achèvement intégral dans l'action, ils aident à former le caractère, à

51

éduquer et à développer l'attention et la volonté, ils rendent patients, précis, disciplinés, ils apprennent à dominer les nerfs, à acquérir du sang-froid et la confiance en soi.

À ce propos, Wellington se plaisait déjà à dire que la bataille de Waterloo avait été gagnée sur les champs de cricket d'Eton et d'Oxford.

Il s'ensuit que l'exercice physique est infiniment précieux aux intellectuels pour qui, en outre, il offre une détente favorable de l'esprit.

Aux élèves, aux étudiants, et, en général, à tous ceux que le travail cérébral tyrannise plus ou moins il apporte la diversion la plus efficace, et, en même temps, la plus saine.

Mais si l'exercice modéré est un précieux auxiliaire du travail cérébral, en revanche, la pratique sportive outrée et l'athlétisme sont incompatibles avec une forte culture intellectuelle.

Il est impossible ou tout au moins difficile d'être à la fois un recordman et un grand penseur.

Au surplus, les abus du sport et de l'exercice physique peuvent conduire à la déchéance physique.

Bien des athlètes sont aussi délicats que des malades et la plupart des grands sportifs meurent assez tôt.

D'ailleurs, leur piètre valeur globale a été reconnue de tout temps. C'est ainsi que les

Romains, qui songèrent à utiliser les gladiateurs comme soldats, durent y renoncer, car ces hommes, pourtant musculairement très forts, ne possédaient aucune résistance à la fatigue et aux privations.

Dans le même ordre de faits, notons, avec le docteur Th. Tissié, président de la Ligue Française d'Éducation Physique, que, dans une ville importante du Sud-Ouest où la jeunesse est excessivement sportive, "le conseil de révision a dû éliminer 35 % de jeunes gens reconnus inaptes au service militaire".

Ces résultats, à priori inattendus, tiennent au fait que si l'on impose à l'une des fonctions organiques, ici à la fonction musculaire, une activité intense dépassant les limites de son équilibre avec les autres fonctions, elle se développe aux dépens de celles-ci qui régressent, deviennent de plus en plus fragiles, et, par conséquent, de plus en plus aptes à subir des troubles pathologiques.

C'est ce qu'exprime fort bien Georges Hébert, célèbre rénovateur de l'éducation physique en France lorsqu'il écrit :

"Quand le système musculaire travaille, il dépense de la matière vivante. Si son développement est poussé trop loin par un travail excessif ou des contractions exagérées, il peut arriver que les organes internes (poumons, cœur, appareil digestif) ne soient pas assez puissants pour fournir les matériaux nécessaires à la réparation. L'organisme est alors surmené et s'use prématurément...

"Le développement musculaire a donc une limite qu'il ne faut pas dépasser sous peine de graves inconvénients pour la santé."

Le sportif, même amateur, et on a observé le fait chez certains étudiants, particulièrement en Grande-Bretagne, se trouve d'ailleurs souvent engagé dans un véritable engrenage qui l'entraîne vers un dénouement fatal et néfaste.

Ses premiers succès compétitifs l'incitent à augmenter la dose de ses efforts.

L'émulation peu à peu s'en mêle et ce sont alors les rencontres sur les stades, les parties épuisantes de football ou de rugby, le cross-country, les matches, les challenges, la course éperdue vers les records.

Le cabotinage, qui entre également en jeu, conduit bientôt à redoubler les efforts et à user puis à abuser du dangereux doping qui consiste à absorber des produits (ortedrine, benzédrine, phénédrine, corydrane, tonédron, kinortine et surtout symparine) capables de supprimer la sensation de fatigue et d'augmenter le rendement de l'effort.

Le résultat ne se fait pas attendre. Les limites de la résistance assignées par la constitution organique étant épuisées, le malheureux sportif tombe brusquement atteint d'asystolie, d'albuminurie, de tuberculose ou de toute autre maladie grave. Il est "claqué".

Si, d'autre part, l'individu, tout en ayant les apparences de la santé, est atteint d'une dystrophie, c'est-à-dire d'une lésion organique due à un trouble de la nutrition, d'une prédisposition morbide latente, s'il vit sur des phénomènes physiologiques compensateurs qui masquent des déficits fonctionnels très réels, l'excès d'exercice physique ou de sport fait rapidement apparaître puis accentue le trouble pathologique qui évolue alors très souvent d'une manière irréversible.

Le sport aura fait une loque définitive d'un être qui, normalement, ne se serait jamais aperçu qu'il était légèrement taré.

Il y a sans doute pour les élèves et les étudiants sportifs des examens médicaux.

Mais ils consistent essentiellement à envisager la musculature, le squelette, le cœur et le poumon, alors que le foie, dont on tient rarement compte, est le grand fournisseur de glycogène, donc d'énergie, alors que le rein, qui n'est examiné qu'en cas de troubles patents, est le filtre qui élimine les substances toxiques produites par les métabolismes et par le travail musculaire, et qui, dès la moindre atteinte, est la source de fatigues invincibles, alors que les glandes à sécrétion interne (capsules surrénales, thyroïde, parathyroïde, hypophyse) et le système nerveux, qui sont généralement ignorés, jouent un rôle important dans les fonctions de nutrition et de relation.

De l'examen de ces différents organes et appareils, l'on pourrait déduire, dans une certaine mesure, les capacités physiques d'un individu, mais cet examen, ainsi que nous venons de le souligner, n'est pas ou n'est que très rarement effectué.

Enfin, élèves, étudiants, éducateurs et parents doivent savoir que l'exercice physique n'efface pas la fatigue cérébrale. Se consacrer à des exercices sportifs violents et épuisants dans un but de détente mentale et sous couleur d'éducation physique, c'est ajouter le surmenage musculaire et organique (affectant le cœur, les reins, les poumons, etc.) au surmenage intellectuel dont nous avons précédemment parlé.

Il résulte de ce qui précède que dans les exercices qu'on peut recommander aux élèves et aux étudiants, le choix est dominé par cette règle absolue que ces exercices ne doivent ni énerver ni aller jusqu'à la fatigue excessive.

Ajoutons que pour l'adolescent très débile, qui fait sa crise de puberté, le repos systématique se montre infiniment plus fortifiant que l'exercice qui doit alors être réduit à de courtes promenades, à des jeux variés non fatigants et à quelques mouvements de gymnastique.

Les troubles de la puberté. Pas d'expériences sexuelles prématurées

Nous terminons ce chapitre en examinant quelques problèmes sexuels qui se posent à partir de la puberté, c'est-à-dire à une époque où l'élève s'engage sur le chemin conduisant à des études de plus en plus absorbantes et difficiles.

Notre propos va consister essentiellement à souligner les troubles de la puberté et à mettre en garde les "jeunes" contre des expériences sexuelles prématurées, tout en sachant à l'avance que nous allons aller à rencontre des opinions et du comportement actuel de beaucoup d'entre eux.

Chez la jeune fille, l'âge de la puberté dépend d'un certain nombre de facteurs ; d'une façon générale les citadines sont réglées plus tôt que les villageoises, les jeunes filles aisées avant les jeunes filles pauvres ; nos contemporaines devanceraient l'âge moyen de la puberté tel qu'il existait il y a un siècle ; la race intervient également.

Quoi qu'il en soit, la puberté féminine apparaît généralement entre 10 et 13 ans.

Chez les garçons, elle a lieu entre 11 et 13 ans.

Outre les transformations physiques bien connues, la puberté s'accompagne de modifications importantes du caractère, de sorte que certaines écoles de psychologie moderne appelant cette période "la seconde phase de la formation du moi".

L'adolescent devient capricieux, irritable, ingrat, indépendant et cherche à se soustraire à la subordination de la famille et des maîtres.

Il ne peut encore subvenir à ses besoins qui lui sont assurés par sa famille mais il sent s'élever en son être les désirs, les rêves, les passions de l'adulte et, de ce fait, il subit un trouble intime.

Pour lui, les conceptions des parents et des éducateurs sont des choses démodées et périmées. Son point de vue qu'il qualifie de "moderne" lui paraît supérieur à celui des "croulants".

Il est pris parfois d'idées baroques, il suit une mode vestimentaire excentrique ou provocante, montre de la mauvaise volonté, devient paresseux et instable, fait la "mauvaise tête".

Des périodes d'activité intense alternent avec des périodes de dépression. La jeune fille a de brusques changements d'humeur, une propension à la mélancolie et à la solitude. Sa susceptibilité est souvent excessive, elle éprouve le besoin qu'on s'occupe d'elle et elle fait tout pour qu'il en soit ainsi. Elle est, à la fois, plus réservée et plus exubérante. Elle veut plaire pour s'affirmer.

Sur le plan purement mental, l'intelligence se développe et est capable d'abstraction ; l'émotivité s'accuse et devient plus profonde. En résumé, en même temps que s'éveille sa sexualité[5], l'adolescent prend plus nettement conscience de lui-même comme un être indépendant et responsable et il éprouve le besoin d'affirmer son existence physiquement et caractériellement, mais son activité, sa vie sentimentale, les dispositions de son âme sont encore mal équilibrées, d'où cette irritabilité et cette inconsistance psychologique.

Toutes ces manifestations sont d'ordre naturel et physiologique de sorte qu'il ne faut pas

---

[5] En réalité, vers l'âge de 5 à 7 ans, par conséquent bien avant la puberté, il y a souvent, chez l'enfant, attirance vers le sexe opposé. Elle peut se manifester par le complexe d'Œdipe, c'est-à-dire s'exprimer par l'affection excessive du garçon pour sa mère et de la fille pour son père. Et le danger pour l'évolution psychologique et sexuelle du futur garçon est ici une fixation émotive de l'Œdipe, notamment dans sa composante de rivalité. Cette révélation de l'amour disputé frappe certains nerveux hypersensibles d'une meurtrissure qui laissera une cicatrice indélébile. Le choc émotif qu'ils ont reçu le jour où ils ont appris que l'objet de leur surestimation, leur mère, avait des relations qu'ils considèrent comme répugnantes, les dérives de l'amour normal. Il leur donne, à la fois, parvenus à l'âge adulte, le goût des créatures suspectes et des prostituées préférées à toutes les autres femmes, parce qu'elles ne leur évoquent en rien leur mère, et la manie de les racheter. Ou bien, les prohibitions touchant la mère envahissent tout le champ sexuel ; la femme devient l'objet d'un culte éthéré qui barre les voies à une relation sexuelle normale.

s'affoler et user de médications intempestives lorsqu'elles apparaissent.

Il n'y a lieu de s'inquiéter que si de véritables troubles pathologiques s'annoncent ou ont tendance à s'installer.

La puberté est en effet l'âge du rachitisme tardif, de la tuberculose osseuse (coxalgie), du mal de Pott, de certaines maladies nerveuses parmi lesquelles on peut citer des crises de manie, de confusion mentale, le délire hallucinatoire aigu, la démence précoce ou hébéphrénie, la fausse angine de poitrine.

D'autre part, des désordres digestifs, tels que indigestion, clapotages d'estomac, ne sont pas rares au moment de la puberté ; la chlorose, qui était assez fréquente autrefois, mais qui maintenant à pratiquement disparu, évoluait à cette époque ; chez les adolescentes, ayant eu naguère une néphrite, l'albuminurie peut apparaître en même temps que les premières règles.

Ces états pathologiques sont évidemment du ressort de la médecine, mais, dans tous les cas, qu'il s'agisse d'une puberté normale ou d'une puberté maladive, on veillera, en ce qui concerne l'alimentation, à suivre un régime parfaitement équilibré et varié afin que l'organisme possède largement tous les matériaux indispensables à son édification.

Les menus seront suffisamment azotés, bien vitaminés et riches en sels minéraux.

En revanche, on écartera tous les aliments intoxicants et ceux qui surexcitent le sens génital : gibier, viande crue, poivre, vins généreux, apéritifs, alcools.

On évitera le canard, le porc, les salaisons, les conserves de viande, le jambon, l'abus du lait liquide, les légumineuses sèches, les fruits franchement acides, l'excès de sucre, le lard, le saindoux, la végétaline et la margarine.

On évitera également, sauf avis médical impératif, les extraits opothérapeutiques, qui faussent les mécanismes hormonaux naturels, et même l'huile de foie de morue, ou, tout au moins, l'huile de foie de morue en excès, qui fatigue le foie et l'estomac.

Cependant, et ainsi que nous l'avons précédemment indiqué, l'huile de foie de morue peut être absorbée, si besoin est, en petite quantité et principalement en hiver.

On demandera de préférence le renforcement des résistances organiques à l'exercice physique modéré, au repas, à l'aérothérapie, à l'héliothérapie parfaitement dosée, à l'hydrothérapie pas trop rude, qui, de plus, apporte un apaisement sensuel appréciable.

C'est, bien entendu, pendant et immédiatement avant la puberté, c'est-à-dire au cours de la formation physique, intellectuelle et morale que l'incontinence est particulièrement néfaste.

La déviation et l'accaparement des forces vitales par les centres médullaires et les glandes génitales nuisent considérablement à la construction physiologique du corps et à l'épanouissement de l'esprit. C'est surtout chez les garçons que les méfaits de l'incontinence sont les plus marqués.

Les yeux se cernent, le regard s'éteint, la nervosité devient excessive, la mémoire s'affaiblit et l'activité musculaire diminue. Le cerveau n'est plus en état de travailler avec le maximum d'efficacité et l'organisme épuisé se trouve à la merci de toute agression microbienne.

Enfin, un tête-à-tête amoureux avec une partenaire ou avec un partenaire de rencontre peut être lourd de conséquences en ce qui concerne la santé, la résistance physique et l'équilibre psychologique si nécessaires pour mener à bien des études jusqu'au succès final : il s'agit du danger des maladies vénériennes dont la recrudescence inquiète les hygiénistes de tous les pays du monde. Les agents vénériens résistent maintenant plus ou moins aux antibiotiques.

Ainsi, en 1943, alors qu'il suffisait de 100 000 unités de pénicilline pour guérir une blennorragie, il en faut actuellement des doses de 1.000.000 ou de 2.000.000.

Et parfois, malgré ces doses massives, le gonocoque n'est pas détruit, cette résistance étant due à l'apparition de gonocoques produisant de la bêtalactamase qui est un enzyme inhibant l'action des antibiotiques.

Les germes réalisent ainsi leur propre défense et ils peuvent transmettre cette résistance par le truchement de la portion génétique, le plasmide, qui code la production de l'enzyme. Il en résulte que les affections vénériennes s'étendent de plus en plus.

Ainsi, dans la région parisienne, le pourcentage des cas de syphilis récents a presque doublé en 4 ans.

Dans la région lyonnaise, le nombre des cas enregistrés a augmenté de 868 % en une année, et, pour l'ensemble de la France, on a constaté dans le même temps 15 % d'augmentation des cas de syphilis secondaire.

Chez les jeunes âgés de 14 à 25 ans, la syphilis et la blennorragie sont également en progression constante, ce qui a fait dire, à ce propos, par le docteur Maurice Candau, directeur de l'Organisation mondiale de la Santé : "Le monde est pratiquement la proie d'une épidémie."

De son côté, le docteur Donald Gould a corroboré ces constatations en écrivant que "la lutte engagée contre les maladies vénériennes, qui touchent surtout les jeunes entre 18 et 24 ans, a été un échec pour les autorités sanitaires".

Par conséquent, pour toutes ces raisons, évitez les expériences sexuelles prématurées, d'autant plus qu'elles sont souvent faites par désœuvrement : elles sont néfastes à bien des égards, et, si vous ne suivez pas ce conseil, elles nuiront certainement à vos études.

Chapitre III
Pratiquez la relaxation

S i le mot "relaxation"est relativement récent et a fait fortune, l'exercice qu'il désigne, connu autrefois sous le nom de détente musculaire ou encore d'isolement, est ancien.

Les yogis le pratiquent depuis quelque 2000 ans. Napoléon, Edison, Sarah Bernhard l'utilisaient couramment [6].

Quoi qu'il en soit, il est très recommandable car il repose physiquement et

----

[6] Remarquons ici que ce procédé de détente musculaire et psychique est différent du training autogène de J. -H. Schultz et des techniques qui en dérivent (techniques de J. de Ajuriaguerra, de B. Stokvis, de E. Krestchmer, de Gerda Alexander) qui sont des méthodes de relaxation à point de départ mental permettant d'obtenir une sorte d'état hypnoïde. Elles sont essentiellement psychothérapiques et se situent par conséquent en dehors de notre propos. Il diffère également de la sophrologie qui a été créée en 1960 par le docteur Alphonso Caycedo et qui est une variété d'hypnose où le sujet participe à la réalisation de son état sophronique.

intellectuellement, et, pour les surmenés, il est indispensable.

Enfin, il calme l'esprit. S'exercer à détendre ses muscles à l'instant même où on le désire, c'est s'habituer à prendre le dessus de ses émotions, car, en faisant cesser l'affolement musculaire, on fait automatiquement disparaître le trouble psychique. L'exercice peut être fait chaque jour à une heure déterminée ou à un moment de répit dans le travail.

La relaxation comporte 2 temps, l'un de décontraction musculaire, l'autre de détente mentale, celui-ci étant généralement négligé bien que très important.

Pour réaliser une décontraction musculaire aussi complète que possible, il faut s'asseoir confortablement dans un fauteuil, ou mieux s'étendre sur un lit, sur une chaise longue ou sur un fauteuil dit de "relaxation".

On pourra placer un oreiller sous la tête et le cou, un sous les genoux, afin qu'ils soient légèrement plies, et un sous chaque bras. On peut aussi surélever les pieds au-dessus du niveau des hanches, ce qui active la circulation et délasse beaucoup.

Faire d'abord quelques respirations profondes et lentes, puis, sans efforts, abaisser les paupières sur les globes oculaires, fermer la bouche sans que les lèvres soient serrées et fermer les poings à demi.

Ensuite, décontracter le bras droit, puis le bras gauche. On y parviendra aisément en réalisant le relâchement pendant l'expiration.

L'un ou l'autre membre, soulevé par une tierce personne puis abandonné à lui-même, doit retomber comme un corps inerte.

Lorsque les bras sont détendus, décontracter les jambes de la même façon, et, enfin, les muscles abdominaux.

Dans tous les cas, se représenter la relaxation des muscles sans faire un véritable effort de volonté.

Cet état de détente musculaire générale entraîne, à lui seul, un certain apaisement de l'esprit car la tension des muscles est le symptôme le plus banal de la crispation mentale et de la nervosité. En faisant cesser l'état physiologique on amende l'état psychique qui lui est intimement associé.

Le deuxième temps de l'exercice donne le calme absolu de l'esprit.

Lorsque les muscles sont complètement détendus, répéter doucement, d'une façon machinale : "Je suis calme, calme... calme... calme... cal... me..." Repousser toute idée étrangère.

Ramener inlassablement sa pensée sur l'idée de sérénité et de détente musculaire. Se représenter ce résultat comme acquis même s'il ne l'est pas immédiatement.

Alors, au bout d'une dizaine de minutes, les bruits du dehors sont faiblement perçus, les membres semblent engourdis, la sensibilité est atténuée.

Mais l'on peut, dès qu'on le désire, faire cesser cet état quasi instantanément.

L'activité électrique du cerveau est alors dominée par le rythme "alpha".

D'après des enquêtes sérieuses menées par des physiologistes et des psychologues, l'exercice prolongé une vingtaine de minutes repose autant que les 3 heures de sommeil qui précèdent immédiatement le réveil.

Quelques conditions subsidiaires le favorisent : chambre préalablement bien aérée, plongée dans la pénombre ou dans la demi-obscurité, aussi silencieuse que possible (si les bruits du dehors parviennent trop intensément, se garnir les conduits auditifs de tampons gras) ; orientation du corps, si l'on est en position allongée, dans la direction des lignes de force du champ magnétique terrestre, c'est-à-dire tête au nord et pieds au sud, ou, à défaut, mais l'orientation est moins favorable, tête à l'est et pieds à l'ouest ; si l'on est assis ou accroupi, le visage sera tourné vers le nord-est.

L'exercice fortifie considérablement la volonté et il aide à se rendre maître de sa pensée. Les psychothérapeutes américains en font l'un des éléments essentiels du traitement de la nervosité et de la neurasthénie.

On peut le faire quotidiennement, même lorsque l'emploi du temps est très chargé. Napoléon s'isolait et s'endormait volontairement sur le champ de bataille.

Au cours de ses recherches, Edison parvenait à travailler 24 heures par jour sans prendre d'autre repos que 2 ou 3 demi-heures de détente sur la chaise longue de son laboratoire.

Sarah Bernhardt, dont l'activité, à l'époque où elle cumulait les fonctions de directrice et de comédienne, était véritablement prodigieuse, s'isolait au cours d'un entracte ou encore dans l'auto qui la conduisait d'un théâtre à un autre théâtre.

Alors qu'il avait, durant le dernier conflit mondial, la responsabilité de l'effort de guerre britannique, Sir Winston Churchill effectuait chaque jour, avant le dîner, un exercice de relaxation.

Pendant les examens et les concours, quelques minutes de détente avant les épreuves écrites ou les interrogations orales font merveille.

S'il faut s'isoler debout, on détend tous ses muscles, sauf, naturellement, ceux qui président à la station verticale.

En s'adossant à un mur, ceux-ci pourront être relâchés à demi. Si l'on est assis, les muscles de la nuque seront les seuls à rester contractés.

Il est recommandé de fermer les yeux, mais, avec un peu d'entraînement, on parvient à s'isoler les yeux grands ouverts et même au milieu d'une assistance bruyante.

En tout cas, quelles que soient les circonstances et les conditions dans lesquelles on s'isole, l'exercice fait oublier les préoccupations du moment et apporte le repos ainsi que l'équilibre mental ; il conduit à la paix de l'esprit.

Chapitre IV
Utilisez l'autosuggestion

S i la suggestion est le fait d'imposer à un sujet une idée quelconque, l'autosuggestion n'est pas autre chose qu'une suggestion faite par soi-même sur sa propre personne.

Elle consiste à introduire dans notre esprit des représentations évocatrices ou des formules expressives de l'effet cherché et à les y maintenir assez longuement et assez fréquemment pour les rendre prédominantes et déterminantes. Toute représentation tend en effet à se traduire en acte.

Ainsi, au cours d'une entrevue ou d'une conversation délicate, si, à un moment donné, nous pensons que notre visage va s'empourprer, il se peut qu'effectivement il rougisse aussitôt.

De même, l'évocation d'un mets délectable fait souvent "venir l'eau à la bouche". On pourrait multiplier les exemples de ce genre.

2 méthodes d'autosuggestion, très différentes l'une de l'autre, et même en quelque sorte opposées dans leur principe, l'une passive, l'autre active, peuvent être utilisées dans la culture des facultés de l'esprit telles que la volonté et la confiance en soi si utiles à posséder lorsqu'on prépare un examen et lorsqu'on désire réussir.

En outre, ces 2 méthodes sont utilement complétées par l'autosuggestion graphique qui est basée sur les principes de la graphologie.

L'autosuggestion passive

Cette méthode a été préconisée par le pharmacien troyen Émile Coué, l'apôtre d'une thérapeutique psychosomatique qui eut naguère un certain succès.

"Pour la pratiquer, écrit Émile Coué, il est absolument nécessaire que la volonté n'intervienne pas, car cette faculté cède toujours le pas à l'imagination.

"Si l'on pense : "Je veux que telle chose se produise" et que l'imagination dise : "Tu le veux, mais cela ne sera pas", non seulement on n'obtient pas ce que l'on veut, mais encore on obtient nettement le contraire.

Et Émile Coué étale son assertion en reprenant l'aphorisme de Pascal : l'idée d'une chute détermine la chute.

"Placez sur le sol, dit-il, une planche de 10 m de long sur 25 cm de large. Tout le monde sera capable d'aller d'un bout à l'autre sans mettre le pied à côté.

"Supposons que cette planche placée à la hauteur des tours d'une cathédrale, personne, sauf des habitués, ne sera capable d'avancer seulement de 1 m sur cet étroit chemin, quels que soient les efforts de volonté.

"Dans le premier cas vous vous imaginez qu'il est facile d'aller jusqu'au bout de la planche, dans le second vous vous imaginez que vous ne le pouvez pas.

"Le vertige n'a pas d'autre cause que l'image de la chute possible ; cette image se transforme immédiatement en acte malgré tous nos efforts de volonté."

Dans le même ordre d'idées, on sait que l'acteur atteint de trac souffre d'autant plus de son infirmité qu'il fait plus d'efforts pour la vaincre, que l'insomniaque dort d'autant moins qu'il concentre davantage son attention sur l'idée de sommeil, etc.

De ce genre de remarques, Émile Coué a tiré une méthode particulière d'autosuggestion qu'il a surtout appliquée, ainsi que nous l'avons indiqué, au traitement des troubles physiologiques, mais qui peut être aussi utilisé dans la culture de l'esprit.

Elle consiste à se placer d'abord dans un état de relaxation aussi complet que possible selon la technique que nous avons décrite dans le chapitre précédent, puis, lorsqu'on se sent envahi par une sorte de torpeur, à répéter d'une façon très simple, quasi sans y penser et par conséquent sans effort, une formule propre à améliorer telle ou telle faculté de l'esprit. Cette formule peut être la suivante :

"Ma mémoire se développe... Je me souviendrai plus facilement... Ma mémoire se développe... elle s'améliore beaucoup."

La répéter une dizaine de fois.

D'autres formules peuvent être employées dans les mêmes conditions :

- "Ma volonté s'accroît, devient de plus en plus puissante... Je prends goût à tout ce que je fais... Je me sens courageux, énergique, enthousiaste... Mes occupations m'apparaissent faciles... Le travail me distrait, m'intéresse et m'attire."

- "J'ai confiance en moi... Je suis calme et sûr de moi-même."

- "Je veux réussir... Je veux libérer les forces qui sont en moi... Je veux réussir."

Mais, quelle que soit la formule utilisée, il est nécessaire, avant de la répéter, de se placer, comme nous l'avons indiqué, dans un état de relaxation et de passivité aussi complet que possible pour que l'inconscient s'imprègne uniquement de la notion suggérée et afin que ne viennent pas se mêler à ce concept des éléments psychologiques indésirables, telles que l'analyse et la discussion, qui pourraient introduire des idées parasites ou même antagonistes.

Le soir, immédiatement avant de s'endormir, la pratique de cette forme d'autosuggestion est spécialement recommandée car l'inconscient, bien imprégné de l'idée suggérée, poursuit son œuvre au cours du sommeil.

Notons que la répétition fait la force d'une suggestion et qu'il vaut mieux s'autosuggestionner 2 fois chaque jour, le matin et le soir, par exemple, à raison de 10 minutes par séance plutôt qu'une fois tous les 2 jours avec une séance de 40 minutes.

La méthode active

À cette méthode d'autosuggestion, qui compte uniquement sur l'inconscient pour développer une faculté psychique et que nous avons qualifiée de "passive", nous préférons la méthode "active".

Elle consiste à imaginer, aussi objectivement que possible, le personnage que l'on désire devenir et à le faire vivre en soi à la manière des comédiens.

C'est-à-dire jouer un rôle.

Ainsi, si l'on désire acquérir plus de volonté, il faut d'abord rompre avec le passé, oublier les amoindrissements, les déboires, les échecs qui, en diverses circonstances, ont été causés par une volonté imparfaite.

Ensuite, dans la vie courante, se figure l'attitude, le comportement, la façon de s'exprimer de l'homme pourvu d'une forte volonté, qui ne doute à aucun moment de la réussite, puis prendre cette attitude, cette assurance, en un mot, adopter les signes extérieurs de la volonté et de la réussite.

Bientôt un pli d'habitude est créé, et, corrélativement, un état psychologique.

En résumé, il faut oublier ses imperfections volitives actuelles, ne penser qu'à sa personnalité nouvelle et l'extérioriser en toutes circonstances, par la démarche, par l'intonation de la voix, par l'expression du visage, par le calme et la maîtrise des gestes.

Elle finira par se réaliser, car, ainsi que le souligne d'une manière générale le psychologue anglais Sir John Lubboch : "Semez un acte et vous récolterez une habitude. Semez une habitude et vous récolterez un caractère. Semez un caractère et vous récolterez une destinée."

Cette méthode sera utilement complétée par des exercices systématiques d'autosuggestion faisant appel au conscient et non à l'inconscient comme dans la technique d'Émile Coué.

Pour cela, on suspendra dans une chambre, à l'endroit le plus propice pour attirer les regards, une pancarte sur laquelle on aura inscrit en gros caractères :

"J'ai confiance en moi. Ma volonté est forte. Je réussirai."

Chaque matin et chaque soir on se placera devant cette pancarte dans l'attitude du "garde-à-vous", et, tout en la fixant, on dira à haute voix, avec un accent ferme et soutenu, les paroles suivantes ou d'autres analogues :

"J'ai confiance en moi. Ma volonté est très forte et de plus en plus puissante. Je veux réussir. Je veux imiter l'exemple de ceux qui parviennent à atteindre le but qu'ils se sont fixés. Je persévérerai, car je sais avec certitude que la volonté bien entraînée parvient à ses fins.

"Pour jouer fidèlement mon rôle, je prends d'abord l'attitude de celui qui a une volonté forte et qui réussit. Debout, prêt à l'action, mon regard est plus assuré, ma parole plus chaude, plus vibrante, plus convaincante, ma démarche plus ferme.

"Jouer mon rôle, c'est m'efforcer de gagner les qualités intellectuelles et morales de l'homme qui a de la volonté et qui réussit. Je veux de toutes mes forces, de toutes les puissances qui sommeillent en moi. Je veux accomplir un beau destin.

"Je m'engage dans mes études et sur la route de la vie dans une attitude victorieuse. Je sais qu'il n'est pas de tâche qu'un homme volontaire ne puisse accomplir lorsqu'il l'a acceptée. Je veux accomplir cette tâche. Plein d'une ambition légitime, je veux avancer dans mon travail aussi bien que dans mon perfectionnement intellectuel et moral. Je ne livrerai rien au hasard et le succès auquel j'espère ne dépend que de moi-même.

"Je suis maître de mes gestes, de mes pensées, de mes émotions. Je suis libre de toute entrave. Ma volonté est de plus en plus puissante.

J'ai confiance en moi comme dans l'avenir. Je réussirai."

Selon son tempérament, son caractère, on choisira l'une ou l'autre des 2 méthodes d'autosuggestion que nous venons d'exposer.

Au reste, elles peuvent être employées conjointement car elles ne sont pas incompatibles.

L'autosuggestion graphique

Ces 2 méthodes d'autosuggestion sont utilement complétées par l'autosuggestion graphique qui est basée sur les principes de la graphologie, qui, on le sait, est une science et un art fondés sur l'étude des modifications apportées involontairement à l'écriture par les impulsions inconscientes du scripteur.

Actuellement, elle a acquis droit de cité dans les sciences humaines et a conquis l'estime de personnalités de premier plan.

Des psychologues, des médecins, des criminalogistes, des employeurs accordent aujourd'hui pleine confiance aux indications qu'elle peut fournir et certains pédagogues l'utilisent dans les écoles.

La méthode que nous proposons ici consiste à introduire dans l'écriture les signes des qualités que nous voulons obtenir, par exemple ceux qui existent dans le graphisme des personnes calmes, ordonnées et énergiques.

À chacun d'eux correspondra, entre autres, l'association d'idées plus ou moins consciente : "J'agis sur mon caractère pour le rendre plus volontaire."

Nous subissons ainsi une autosuggestion puissante étant donné sa répétition, et, en outre, du fait de notre application pour exécuter l'exercice, notre attention, qui est une faculté primordiale, se développera parallèlement.

Il est certain qu'à la longue nous récolterons les fruits d'une telle rééducation.

Signalons à ce propos que Foch, alors qu'il était lieutenant, découvrit l'influence de la calligraphie et s'imposa une discipline d'expression graphique qui lui permit de maîtriser son caractère.

En ce qui concerne notre dessein, tout esprit clair ayant une répulsion pour ce qui est embrouillé, on prendra l'habitude de bien disposer ses écrits : marge régulière, lignes nettes, de préférence légèrement ascendantes, ratures aussi rares que possible.

Beaucoup d'écritures, très mal calligraphiées, sont cependant lisibles par suite de leur disposition dans la page.

Le graphisme sera également soigné dans ses détails et renfermera les signes des facultés à acquérir : lettres complètement formées, bien disposées, espacées régulièrement de façon que les hampes et les jambages se développent sans enchevêtrement, virgules, points, accents placés où il faut au courant de l'écriture et non en relisant son texte.

La barre du t joue un rôle important. Son tracé nécessite un petit effort d'attention qui exige le déplacement de la main, interrompt son mouvement et peut troubler son rythme.

Si le scripteur accomplit cet effort avec facilité, régularité et persévérance, il prouve qu'il est capable de constance dans son activité.

S'il trace, au contraire, des barres de t allant dans toutes les directions, ayant des dimensions variables, des épaisseurs irrégulières, des positions changeantes, tantôt basses, tantôt hautes, tantôt en avant, tantôt en arrière de la hampe, il obéit à des impulsions mal coordonnées.

On s'appliquera donc à barrer tous les t d'une petite barre bien droite et légèrement appuyée.

Suggestions négatives

S'il est des suggestions utiles, il est aussi, et ce sont les plus courantes, des suggestions nuisibles. Ce sont toutes celles qui conduisent à amoindrir la personnalité, à l'entraver dans son développement.

Les psychanalystes et les psychothérapeutes ont montré qu'elles étaient non seulement capables de troubler ou même de désorganiser l'esprit, mais qu'elles pouvaient aussi susciter des troubles organiques plus ou moins importants.

Les résultats pratiques qu'ils obtiennent dans le domaine de la guérison sont parfois si riches qu'on peut se demander si la plupart des affections ne procèdent pas d'un double facteur : un facteur psychique, créant un état de moindre résistance ou même une prédisposition morbide spécifique (crainte d'une maladie déterminée), et un facteur somatique conditionné lui-même par l'état de l'organisme, par des actions chimiques, bactériologiques, parasitaires[7].

En tout cas, ne serait-ce qu'en se plaçant du seul point de vue psychologique, il convient de rejeter les suggestions négatives et déprimantes.

Penser constamment, par exemple, que l'on n'a pas de mémoire, c'est créer un pli psychique éminemment défavorable à l'exercice normal de cette faculté.

De même, ressasser à un enfant qu'il est désordonné, indiscipliné, paresseux, c'est incruster dans son esprit qu'il a ces défauts. Il lui est infiniment plus profitable de lui parler de la qualité contraire, de préférence le soir, au moment où il va s'endormir.

------

[7] Ces différents points sont largement développés dans notre livre : Manuel de thérapeutique naturelle, 3e édition, Éditions Dangles, Saint-Jean-de-Braye, 1984.

On lui dira par exemple : "À partir d'aujourd'hui tu rangeras soigneusement tes jouets, tes cahiers, tes livres. Tu plieras chaque soir tes effets afin de les retrouver le lendemain nets et frais. Chaque jour, tu feras tout cela de mieux en mieux, et, bientôt, tu seras ordonné sans y penser."

Cette méthode donne également d'excellents résultats dans les cas d'onychophagie. Au bout d'assez peu de temps, l'enfant perd l'habitude de se ronger les ongles.

Elle est actuellement utilisée dans quelques prisons américaines dans le but de redresser la moralité des délinquants.

Un magnétophone suggère, chaque soir, les qualités à acquérir.

©2015 AndCorr pour cette édition

Tous droits réservés pour tous pays

www.ingramcontent.com/pod-product-compliance
Lightning Source LLC
Chambersburg PA
CBHW070842180526
45168CB00002B/933